Dr PHILIPPE TISSIÉ,

INSPECTEUR
DES EXERCICES PHYSIQUES DANS LES LYCÉES
ET COLLÈGES
DE L'ACADÉMIE DE BORDEAUX

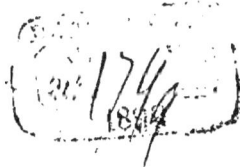

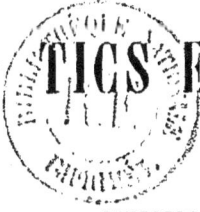

TICS ET TOUX SPASMODIQUE

GUÉRIS PAR LA

GYMNASTIQUE MÉDICALE RESPIRATOIRE

Travaux de la Clinique de gymnastique médicale psycho-dynamique du Dr Ph. TISSIÉ.

BORDEAUX

IMPRIMERIE G. GOUNOUILHOU

11, RUE GUIRAUDE, 11

—

1899

TICS ET TOUX SPASMODIQUE

GUÉRIS PAR LA

GYMNASTIQUE MÉDICALE RESPIRATOIRE

Travaux de la Clinique de gymnastique médicale psycho-dynamique
du Dr Ph. TISSIÉ.

Il y a trois mois, M. le professeur Pitres voulut bien
m'adresser le petit garçon que voici afin d'appliquer le
traitement de la gymnastique médicale respiratoire à son
cas très intéressant, car l'enfant était atteint de tic de la
face à droite et de l'œil du même côté, en même temps
que de toux spasmodique avec raclement du gosier.

Trois mois après le traitement appliqué à ma Clinique de gymnastique médicale psycho-dynamique, je
vous présente cet enfant, il est guéri. Il n'a plus de tic
ni plus de toux; d'autre part, il vient de vous réciter
une longue fable sans arrêt, sans spasme respiratoire et
avec intelligence. Voilà le fait acquis, voici maintenant
l'observation succincte.

Le jeune X... (Robert), âgé de huit ans quatre mois,
est atteint de tic nerveux de la face à droite et de l'œil
du même côté, en même temps que de toux spasmodique et de raclement de la gorge. Il est porteur d'un
corset orthopédique qui lui a été appliqué depuis plusieurs mois pour redresser une cypho-lordose gauche.
Je constate parallèlement à la cypho-lordose, et très
probablement comme cause occasionnelle de cette dé-
viation, une atrophie assez marquée du carré des lombes
à droite, du massif lombaire du même côté et de l'hy-

(1) Communication faite à la Société de Médecine et de Chirurgie de
Bordeaux dans la séance du 16 juin 1899.

pertrophie par compensation du massif lombaire à
gauche. D'autre part, la tonicité musculaire du triceps
fémoral des deux jambes est faible; l'enfant ne peut
exécuter certains mouvements d'extension et d'équilibre
sur la pointe des pieds, que j'applique dans le traitement par la gymnastique respiratoire. Le cas était donc
fort intéressant : j'allais avoir à appliquer l'orthomor-
phie dans l'ordre psychique et somatique. Je laisserai de
côté, pour aujourd'hui, la partie du traitement orthopédique, car j'ai supprimé le corset pour mieux développer le *corset musculaire abdominal et thoracique* de cet
enfant par un entraînement musculaire spécial. J'y
reviendrai dans une autre étude future.

Avant d'instituer aucun traitement, je me rendis
tout d'abord dans la famille, afin de mieux juger du
milieu dans lequel je devais opérer. J'ai l'habitude de
procéder ainsi quand j'ai affaire à une affection d'ordre
psychique ou psycho-dynamique. Le succès du traitement dans ces cas dépend autant et plus de l'entourage
du malade que du médecin lui-même. C'est pourquoi,
afin de mieux connaître ici mes collaborateurs ou mes
adversaires familiaux, je voulus faire mon enquête dans
la famille même.

Tout d'abord, un fait me frappa : la mère de l'enfant
tiquait de l'œil droit, ainsi que le petit frère de Robert,
âgé de trois ans environ; cependant, leur tic était peu
prononcé. La mère est très émotive; le père, homme
calme et partisan des exercices physiques, avait installé
dans une dépendance de l'appartement un trapèze et
des anneaux, pensant redresser ainsi la cypho-lordose
de son fils en le faisant suspendre à ces agrès.

J'appris que la mère tiquait depuis longtemps, par
intermittence; cela la gênait si peu et d'ailleurs le tic
était si faible qu'elle ne s'en était jamais préoccupée, elle
fut même étonnée quand j'appelai son attention sur ce
fait. *Elle avait tiqué la première, avant son fils.* Quant au
plus jeune enfant, le tic lui était venu depuis qu'il avait
vu tiquer son frère.

En 1897, Robert commença par sentir remuer ses
paupières, il disait ne pas pouvoir ouvrir l'œil droit, il

le frottait souvent, bien qu'il pût s'en servir autant que de l'œil gauche et qu'il l'ouvrît également; il lui semblait ne pas y voir assez. Robert ne raclait pas encore de la gorge et ne toussait nullement. Cet état de malaise oculaire dura pendant un an sans que sa famille y prêtât une sérieuse attention. Il faut dire qu'il était intermittent et que le tic passait pendant quelques mois après avoir duré pendant quelques jours seulement.

Au mois de mars 1898, la toux apparaît et le tic s'installe plus profondément : il alterne avec la toux et le raclement de la gorge. Quand la toux et le tic marchaient de pair, l'un ou l'autre était atténué en raison de leur augmentation réciproque. Quand la toux était forte, le tic était faible, et *vice-versa*. Il y avait donc alternance entre ces deux manifestations.

Pendant les vacances d'août et septembre 1898, le tic et la toux cessent, si bien qu'au retour l'enfant paraît guéri; on l'envoie en classe, et aussitôt la toux et le tic réapparaissent. Vers la fin du mois d'octobre, ils augmentent à la suite d'un effort cérébral provoqué par une plus grande tension d'esprit. Robert ne peut plus captiver son attention sur un travail sérieux ou réciter même ses leçons sans tiquer et sans tousser; cette toux est si tenace qu'elle l'empêche de respirer; par contre, quand son esprit est distrait par le jeu, par un récit agréable ou par un livre d'images qu'il feuillette, *la toux cesse pendant tout le temps que dure cette distraction*. La captivation par l'attention forcée fait réapparaître les mêmes phénomènes pathologiques.

Les remèdes qui ont été appliqués au jeune Robert depuis le début de la maladie sont nombreux; telles sont, sous diverses formes, des potions ferrugineuses, au phosphate de chaux, à la valériane, à l'éther, au bromure, etc. L'hydrothérapie fut également appliquée sous forme de douches pendant un an. Chacun de ces remèdes ne produisit de l'effet *que les premiers jours du traitement nouveau*.

Au mois de mars 1899, les parents, assez inquiets, voyant que la toux augmentait beaucoup, eurent une consultation avec M. le professeur Pitres qui, soupçonnant une affection d'ordre fonctionnel diaphragmatique, voulut faire réciter une fable à Robert; mais l'enfant ne put y arriver, car la toux l'empêchait de respirer.

C'est dans ces conditions que, le 12 mars 1899, Robert étant âgé de huit ans quatre mois, je pris son tracé cirtométrique que je vous présente et que vous pouvez comparer avec le second tracé que j'ai pris trois mois plus tard, le 12 juin dernier. La différence entre ces deux tracés est très sensible. J'y reviendrai tout à l'heure, à propos de la discussion de ce cas respiratoire si intéressant.

Robert, tout en continuant à aller en classe, a suivi régulièrement ma clinique de gymnastique médicale trois fois par semaine, à raison d'une heure chaque fois, soit trois heures par semaine de traitement que j'appliquais moi-même; de plus, j'avais donné à sa famille la formule des mouvements spéciaux à lui faire exécuter tous les jours chez lui, matin et soir, pendant dix minutes à chaque séance.

Ayant affaire à une affection d'ordre respiratoire dans ses manifestations extérieures et quoique soupçonnant un processus psychique, je voulus cependant n'appliquer que la gymnastique respiratoire afin de servir les désirs de M. le professeur Pitres qui voyait surtout un cas d'ordre purement physiologique, alors que j'y découvrais un processus initial d'ordre psychique. La différence de vues entre un maître tel que M. Pitres et moi était en somme peu sensible. Je m'abstins donc de toute tentative hypnotique, la mère d'ailleurs ne voulait pas en entendre parler. Mais si je n'appliquai pas la suggestion à l'état de sommeil hypnotique, comme je l'applique quelquefois dans certains cas, parallèlement aux mouvements physiques, quand je désire les renforcer en utilisant ainsi la loi des associations d'idées, je crus devoir appliquer la suggestion à l'état de veille et faire œuvre médico-pédagogique.

Ce traitement est quelque peu délicat à appliquer, car il est fait de ténuités et surtout d'opportunité dans l'application de la suggestion à l'état de veille. A ce traitement psycho-pédagogique, j'appliquai parallèlement le traitement physiologique en m'adressant à la respiration par l'entraînement des muscles du train inférieur, surtout des fessiers, du triceps fémoral et des jumeaux.

PHYSIOLOGIE. — La respiration étant avant tout un phénomène d'ordre chimique, c'est par le travail des muscles les plus épais du corps que je cherche à développer l'amplitude de la cage thoracique, car la fonction fait l'organe; pour cela, j'impose à la poitrine des attitudes simples et voulues, en agissant le plus possible sur les rhomboïdes et les angulaires de l'omoplate. Je rapproche au maximum les omoplates de la colonne vertébrale par le moyen d'une barre rigide appliquée *exactement* au milieu de ces deux os. Le sujet est « crucifié » en étendant très fortement ses bras le long de cette barre. J'ai déjà exposé ces théories devant la Société, je n'y reviendrai pas (¹).

Sous l'influence de cette gymnastique médicale et respiratoire, en même temps que de la suggestion pédagogique à l'état de veille, je vis progressivement diminuer le tic et la toux. La respiration s'est régularisée, en voici la preuve par ces deux tracés cirtométriques qui ont été pris à trois mois d'intervalle.

Le contour de la poitrine a été pris selon une ligne circulaire passant à quatre centimètres au-dessous des mamelons.

Ce qui frappe tout d'abord, c'est la différence qui existe dans la courbe des lignes de ces deux tracés.

Le contour de la poitrine en *expiration forcée* est indiqué par la ligne pointillée; la ligne pleine est le contour de la poitrine en *inspiration forcée*. Le point d'appui fixe des côtes étant pris sur la colonne vertébrale, les deux lignes partent en même temps de ce point d'appui en arrière. Chez les personnes qui savent bien respirer : les chanteurs, les coureurs vélocipédiques, etc., la

(¹) Ph. Tissié. *La fatigue et l'entraînement physique.* Paris, 1808. Alcan, édit.
Caminade. *Du développement thoracique par la gymnastique respiratoire,* th. de Bordeaux, 1897.

courbe d'expiration est contenue dans la courbe d'inspiration; le moins est contenu dans le plus, *sans que
jamais ces deux courbes s'entrecoupent.* D'autre part,

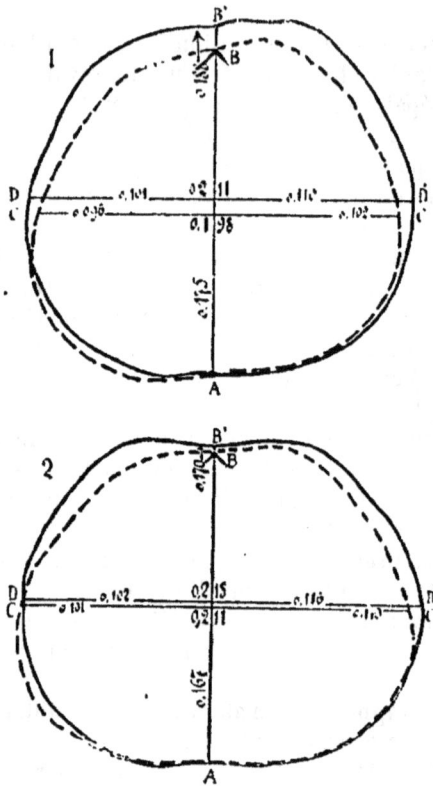

Tracé cirtométrique de Robert X...

(1. Tracé du 12 mars 1899. — 2. Tracé du 12 juin 1899.)

A, point costo-vertébral. — B, point médian du sternum. — AB, diamètre
thoracique antéro-postérieur *en expiration forcée*; AB', *en inspiration
forcée.* — CC', diamètres thoraciques latéraux transverses en *expiration forcée*; DD', en *inspiration forcée.*

mieux on sait respirer, moins grande est la différence
de la capacité pulmonaire entre l'expiration et l'inspi-

ration : le jeu de la cage thoracique s'unifie, les deux courbes tendent à se rapprocher en raison du développement de la capacité respiratoire; c'est ce que révèle le second tracé. Dans le premier tracé, cette différence est très sensible. La différence du jeu thoracique dans les diamètres antéro-postérieurs du second tracé n'est que de 3 millimètres, alors qu'elle est de 13 millimètres dans le premier tracé. La longueur des diamètres antéro-postérieurs du premier tracé a diminué en faveur de la largeur des diamètres latéraux transverses du second tracé.

Le 12 mars 1899, le diamètre antéro-postérieur du premier tracé avait un développement de 175 millimètres en *expiration*; trois mois plus tard, le 12 juin, ce diamètre était réduit à 167 millimètres, soit une différence de 8 millimètres.

Le 12 mars, ce même diamètre avait une longueur de 188 millimètres; le 12 juin, il était réduit à 170 millimètres, soit une différence en moins de 18 millimètres en *inspiration*.

Les diamètres latéraux transverses ont augmenté en inspiration de 7 millimètres et en expiration de 13.

A. — *Développement des diamètres antéro-postérieurs.*

1er Tracé.
- En inspiration .... 0,188 } Différence, 0,013
- En expiration 0,175

2e Tracé.
- En inspiration .... 0,170 } Différence, 0,003
- En expiration 0,167

B. — *Développement des diamètres latéraux transverses.*

1er Tracé.
- En inspiration .....
  - côté gauche .. 0,101 } 0,211
  - côté droit.... 0,110
- En expiration ......
  - côté gauche .. 0,096 } 0,198
  - côté droit.... 0,102

2e Tracé.
- En inspiration .....
  - côté gauche .. 0,102 } 0,218
  - côté droit.... 0,116
- En expiration ......
  - côté gauche .. 0,101 } 0,211
  - côté droit.... 0,110

C. — *Différence dans le développement des diamètres latéraux transverses.*

En inspiration. { 2e Tracé... 0,218 } Différence en +, 0,007
{ 1er Tracé... 0,211 }

En expiration.. { 2e Tracé... 0,211 } Différence en +, 0,013
{ 1er Tracé... 0,198 }

D. — *Développement total de la circonférence thoracique.*

1er Tracé. { En inspiration..... { côté gauche .. 0,313 } 0,643
{ côté droit.... 0,330 }
{ En expiration..... { côté gauche .. 0,300 } 0,605
{ côté droit.... 0,305 }

2e Tracé. { En inspiration..... { côté gauche.. 0,305 } 0,630
{ côté droit.... 0,325 }
{ En expiration...... { côté gauche.. 0,300 } 0,615
{ côté droit.... 0,315 }

La différence entre les deux tracés est de 13 millimètres en inspiration, en faveur du premier tracé (0,643 — 0,630 = 0,013), et de 10 millimètres en expiration, en faveur du deuxième tracé (0,605 — 0,615 = 0,010).

E. — *Développement partiel de la circonférence thoracique d'après les côtés gauche et droit*

		1er Tracé.	2e Tracé.	Différences.
Côté gauche..	Inspiration..	0,313 —	0,305, en —	= 0,008
	Expiration..	0,300 —	0,300	= 0,000
Côté droit ...	Inspiration..	0,330 —	0,325, en —	= 0,005
	Expiration..	0,305 —	0,315, en +	= 0,010

Les 10 millimètres d'augmentation dans la courbe thoracique générale ont été acquis au bénéfice du côté droit *seul*, entre le premier et le second tracé; le côté gauche est resté stationnaire à 0.

Nous voyons que, tandis que la courbe cirtométrique à gauche diminue de 8 millimètres en inspiration pour rester stationnaire en expiration, c'est le côté droit qui se développe en *expiration* de 10 millimètres, tandis que sa courbe en inspiration diminue de 5 millimètres. En résumé, le tracé du développement thoracique indique :

1° Que l'inspiration était plus grande dans le premier tracé que dans le second, l'expiration était sacrifiée à l'inspiration par 13 millimètres de différence.

2° Que l'expiration s'est plus développée dans le second tracé que dans le premier, puisque la courbe de l'inspiration diminue de 13 millimètres et celle de l'expiration augmente de 10 millimètres.

3° Que c'est le *côté droit, le plus asymétrique du tracé,* qui a surtout bénéficié de la fonction respiratoire dans l'*expiration* par 10 millimètres d'augmentation de développement dans sa courbe thoracique (0,305 — 0,315 $= + 0,010$), alors que le *côté gauche,* moins asymétrique, est resté stationnaire dans l'expiration (0,300 — 0,300 $= 0$).

4° Que le *côté gauche* a vu sa courbe diminuer de 8 millimètres dans l'inspiration, ainsi que le *côté droit* qui a vu la sienne diminuer de 5 millimètres entre le second et le premier tracé.

Ce sont donc les muscles expirateurs du côté droit qui ont le plus bénéficié du traitement.

J'ai observé que dans le cas d'asymétrie thoracique fonctionnelle d'origine musculaire, le côté le plus asymétrique bénéficie le premier du traitement par la gymnastique médicale et respiratoire. Il semble que le côté le moins atteint veuille laisser à l'autre le temps et la force nécessaires pour lui permettre de s'égaliser à lui. Quand la symétrique commence à s'établir, les deux côtés bénéficient également du traitement. Le côté le plus atteint se trouve, par le fait même de sa déchéance, en état de réceptivité plus grande pour le bien autant que pour le mal. Le travail de réparation ou de désagrégation serait donc en rapport direct avec l'état de besoin.

La capacité respiratoire a augmenté de 300 centilitres.

Le 12 mars, l'expiration forcée, au gazomètre, donnait 1 lit. 100.

Le 12 juin, la même expiration forcée donnait 1 lit. 400.

La taille de Robert est de 1ᵐ315 ; elle a augmenté dans ces trois mois de 13 millimètres (le 12 mars, 1ᵐ301 ; le 12 juin, 1ᵐ315).

La croissance a été rapide et régulière. En un an, du 1ᵉʳ juillet 1898 au 12 juin 1899, Robert a grandi de 55 millimètres (1ᵉʳ juillet au 1ᵉʳ octobre 1898, 17 millimètres ; 1ᵉʳ octobre 1898 au 1ᵉʳ janvier 1899, 16 ; 1ᵉʳ janvier au 12 mars 1899, 9 ; 12 mars au 12 juin 1899, 13).

Robert expire-t-il 300 centilitres de plus parce que ses poumons se sont développés d'autant, ou bien est-ce à l'entraînement des muscles expirateurs qui lui permettent de mieux chasser l'air des poumons qu'est due cette augmentation ? Peut-être bien. Toujours est-il que le jeu musculaire thoraco-abdominal a été régularisé par l'entraînement méthodique des muscles expirateurs de l'abdomen, et que dans ces muscles ce sont surtout ceux du côté droit qui paraissent avoir le plus bénéficié du traitement.

Je me suis surtout appliqué à fortifier la ceinture musculaire abdominale : les obliques, les transverses, le droit antérieur de l'abdomen, le carré des lombes et le massif lombaire, afin de provoquer ainsi une action synergique et antagoniste de leur part sur la voûte diaphragmatique, car en fortifiant les muscles abdominaux je voulais agir sur le diaphragme.

Dans l'inspiration, la voûte du diaphragme s'abaisse en refoulant sous elle la masse intestinale ; celle-ci est maintenue, à sa partie inférieure, par les os du bassin ; en arrière, par la colonne vertébrale et le massif épais des muscles lombaires ; en avant, par le droit antérieur de l'abdomen, peu élastique, puisqu'il est enserré dans les aponévroses de la ligne blanche abdominale. La masse intestinale ne peut donc refouler que les muscles de la portion latérale de l'abdomen : les transverses, les obliques, le carré des lombes, quand toutefois ceux-ci ne possèdent pas une tonicité suffisante afin d'opposer une résistance à la masse intestinale qui est refoulée par la voûte diaphragmatique. Ce refoulement est d'autant plus prononcé que l'inspiration est plus profonde. Il arrive alors que dans certains cas d'atonie des muscles latéraux de la ceinture abdominale, le ventre forme besace, le droit antérieur le sépare en deux lobes, à la façon d'un ligament rigide placé sur la portion médiane d'une vessie qu'on insufflerait.

C'est le cas des femmes dont les nombreuses grossesses ont distendu les muscles de la ceinture abdominale.

Chez quelques enfants dont ces muscles sont distendus, la courbe du tracé cirtométrique en *inspiration* s'infléchit à la région sternale dans la courbe d'*expiration*.

Le rôle que jouent les muscles de la ceinture abdominale dans la respiration diaphragmatique au point de vue du traitement des tics et de la toux spasmodique d'origine respiratoire paraît donc important. Le tracé cirtométrique du jeune Robert indique que le type respiratoire a été régularisé; pour le régulariser, j'ai surtout agi sur les muscles expirateurs; parallement à cette action, la toux et le raclement ont ces. il existe donc une concordance entre cette cessation et la régularisation de la courbe cirtométrique.

En raison de ces faits, on peut conclure que chez notre jeune malade la toux et le raclement de la gorge provenaient de ce qu'il ne savait ou qu'il ne pouvait expirer librement et profondément. Or, en fortifiant les muscles expirateurs abdominaux, je les ai éduqués en vue de leur fonction respiratoire diaphragmatique.

Cette « protestation » des muscles expirateurs à l'égard les muscles inspirateurs, qui se révélait par la toux et le raclement, explique pourquoi les exercices de suspension aux anneaux et au trapèze auxquels le jeune Robert se livrait chez lui ne faisaient qu'augmenter le mal. En effet, dans les mouvements de suspension, ce sont surtout les muscles inspirateurs qui entrent en jeu, puisque les principaux de ces muscles s'insèrent aux parties supérieures du tronc : colonne vertébrale, base du crâne, épaules, etc. En pareil cas, la gymnastique respiratoire doit s'adresser surtout aux muscles expirateurs par des mouvements appropriés et posologiquement appliqués aux muscles de la région abdominale et inférieure du corps, où s'insèrent les muscles expirateurs et où se trouvent en même temps les muscles les plus épais qui par leur mise en fonction opportune provoquent, par leur volume même et par leur jeu médicalement imposé, une hématose plus profonde, c'est à dire un travail plus grand des poumons.

PSYCHO-PÉDAGOGIE. — Et maintenant, pourquoi ce tic que je considère comme d'origine psychique, *par imitation*, car la mère avait tiqué la première, et la toux qui était d'origine respiratoire spasmodique et physiologique ont-ils cessé en même temps?

Je crois qu'il faut en rechercher le processus dans la loi de psycho-physiologie, qui veut *qu'il existe un antagonisme absolu entre la respiration forcée et l'attention soutenue intense, volontaire ou non.*

L'inhibition s'établit mutuellement entre la respiration et la *cérébration*, c'est à dire entre la respiration et tout effort psychique d'ordre supérieur, intellectuel ou émotif. Dans l'attention soutenue et forcée, la respiration est réduite à son minimum; dans l'émotion violente, elle est quelquefois supprimée tout à fait; par contre, pendant tout exercice physique dans lequel la respiration est augmentée, tout travail de cérébration devient pénible, sinon impossible. Si l'on peut s'abstraire dans la marche *lente* à pied, car cette marche, par l'habitude, est devenue un mouvement automatique qui n'agit que fort peu sur la respiration, la chose est impossible à bicyclette, par exemple, ou dans la course à pied en vitesse. C'est dans cet ordre d'idées psycho-physiologiques que les instituteurs suédois font exécuter empiriquement, aux enfants des écoles primaires, des mouvements de respiration *dans le cours même de la leçon ou de l'étude* dès qu'ils s'aperçoivent que la fatigue intellectuelle diminue le pouvoir d'attention. Ils diminuent davantage encore ce pouvoir pendant quelques instants par des mouvements spéciaux de respiration exécutés entre les bancs de la classe, afin de reposer le cerveau des enfants par la distraction, d'attirer le sang de la tête vers les poumons et vers le train inférieur, et de leur permettre ainsi, en l'hématosant, de retenir plus facilement la respiration, sans trop de fatigue, en vue d'une attention plus grande qu'ils veulent provoquer à nouveau.

Chez Robert, la toux cesse pendant tout le temps que son esprit est distrait par le jeu, par un récit agréable ou par la vue d'un livre d'images feuilleté. Robert ne tique ni ne tousse plus pendant les vacances, mais le tic et la toux réapparaissent dès qu'il rentre en classe, ou dès que son attention est fortement appliquée sur un sujet quelconque. L'attention trop soutenue ralentit la respiration et surtout l'expiration, d'où le réflexe diaphragmatique se révélant par la toux et le raclement, toux et raclement qui peuvent être considérés comme « un acte de défense » des muscles expirateurs. Car, dans l'antagonisme entre les muscles inspirateurs et les muscles expirateurs, ce sont ceux-ci qui sont lésés dans leur fonction. L'inspiration s'impose toujours, et pour si faible qu'elle soit, il faut qu'elle apporte la quantité d'oxygène minimum nécessaire à l'hématose, alors que l'expulsion de l'acide carbonique, par les expirateurs, peut être plus longtemps ralentie sans trop grand inconvénient.

L'émotivité joue aussi un rôle assez intéressant, puisque les divers remèdes qui ont été appliqués produisaient de l'effet *dans les premiers jours du traitement*. J'y vois l'influence de l'auto-suggestion par la *foi* momentanée dans une guérison. Cette auto-suggestion agit pendant quelques jours par inhibition subconsciente, due à une émotivité d'*ordre agréable,* car il s'agit de guérison et d'un remède nouveau. Mais le remède perd bientôt toute valeur psychique, parce qu'il n'apporte pas avec lui la puissance nécessaire à la lutte contre la représentation première pathologique d'ordre imitatif, sans cesse renforcée par la vue du tic maternel. Le tic et la toux se transforment ainsi, par répétition, en mouvements spasmodiques musculaires *automatiques* et *impulsifs*.

On sait en psycho-physiologie que la pensée et le mouvement sont si intimement liés entre eux, que penser au mouvement à exécuter, c'est déjà le mouvement qui commence, et que dans tout mouvement qui s'ébauche ce sont déjà les centres psycho-moteurs de ces mouvements qui entrent en fonction. La loi de l'association des idées permet également d'expliquer pourquoi tout mouvement spasmodique, d'abord unique, peut en provoquer un second, et pourquoi chez le jeune Robert le tic oculaire d'*origine imitative* (il l'avait pris à sa mère, et comme tous les enfants, c'est à dire comme tous les êtres en état inférieur, il l'avait renforcé en le prenant pour son compte); pourquoi, dis-je, ce tic a provoqué par la loi d'association des idées un tic spasmodique analogue d'ordre respiratoire. Maintenant, pourquoi ce tic s'est-il localisé aux muscles de la respiration plutôt qu'à ceux des bras, des jambes, etc., comme cela arrive le plus souvent dans la plupart des cas? C'est, je crois, parce que les muscles expirateurs peu entraînés possédaient une tonicité moins grande, et comme tels constituaient le *locus minoris* sur lequel est venu se développer le tic, par association d'idées consciente ou subconsciente, à l'état de veille ou à l'état de rêve, etc.; peut-être par imitation d'un autre sujet raclant de la gorge et toussant; peut-être aussi par émotivité. Les processus peuvent être nombreux et difficiles à bien définir, car le subconscient joue ici un rôle bien plus important qu'on ne le croit généralement.

De telles épidémies psychiques sont assez fréquentes dans les familles, tel, par exemple, le strabisme d'origine imitative, que je crois pouvoir faire entrer dans l'ordre des tics spasmodiques impulsifs d'ordre psycho-moteur.

Je suis d'autant plus porté à faire remonter la cause occasionnelle de ce tic à une origine psychique que Robert est un *affectif affirmatif*; qu'il renforce l'intensité de tous ses actes par la répétition; que son pouvoir d'inhibition, comme chez presque tous les enfants, est encore très atténué.

Fait intéressant à signaler, Robert ayant été guéri du tic oculaire, sa mère et son petit frère en ont été guéris du même coup, *par imitation*. L'imitation familiale a donc joué un rôle important en cette affaire.

Vous venez d'entendre cet enfant réciter une fable

assez longue, et cela sans perdre la respiration, sans racler de la gorge et sans tiquer de la face.

Il y a trois mois, M. le professeur Pitres n'avait pu lui faire dire quelques mots à peine sans provoquer aussitôt un accès de toux spasmodique assez violent pour arrêter toute respiration.

Le traitement psycho-dynamique que j'ai appliqué l'a guéri. En pareil cas, la gymnastique médicale et respiratoire renforcée par la suggestion à l'état de sommeil hypnotique, ainsi que je l'ai déjà appliquée chez d'autres malades atteints d'obsessions (les obsessions sont considérées aujourd'hui comme des spasmes psychiques), ou par la suggestion à l'état de veille comme chez cet enfant, selon le mode de réaction de chaque sujet : *passif, affectif* ou *affirmatif,* donne d'excellents résultats. La mise au point médico-psychologique et médico-pédagogique est quelque peu délicate; autant l'est également l'application clinique et posologique du mouvement physique qui peut être aussi nuisible, s'il est mal appliqué, qu'excellent s'il est méthodiquement et scientifiquement dosé à l'égal d'un remède de grande valeur.

Si on ne parvient pas à supprimer les tics dès leur première apparition, ils deviennent difficilement curables pour la plupart. Le temps renforce de telles affections qui sont très rebelles; leur guérison dépend donc de la valeur du traitement appliqué.

Nous avons vu que Robert en avait suivi plusieurs sans aucun résultat.

Il arrive qu'après la guérison le tic peut reparaître tout à coup, pendant un temps plus ou moins long, sous l'influence de toute cause qui décharge profondément les centres nerveux psycho-moteurs, telle que la fatigue intensive, intellectuelle, physique, émotive; la fièvre, etc. Le pouvoir d'inhibition créé par l'éducation psycho-pédagogique ou psycho-médicale ayant été amoindri par la fatigue n'est plus assez fort pour réagir contre la poussée automatique du tic qu'il maintenait dans les couches profondes psycho-motrices, mais qui réapparaît tout à coup, au même titre qu'une impulsion qu'il est vraiment, pour disparaître aussitôt que la fatigue ne découronne plus les centres nerveux. J'ai signalé, dans mes précédents travaux, des faits analogues à propos d'actes impulsifs réapparaissant à la suite de la fatigue.

Je crois, avec M. le professeur Pitres, que la respiration joue un rôle très important. Mais je crois également que le processus initial est le plus souvent, sinon toujours, d'ordre pyschique; c'est pourquoi j'estime que dans le traitement de cas semblables on doit toujours penser aux deux lois de pyscho-dynamie suivantes, qui me paraissent devoir servir de base à l'application scientifique de la gymnastique médicale respiratoire :

PREMIÈRE LOI. — *L'intensité de l'attention est en raison inverse de l'intensité de la respiration.*

DEUXIÈME LOI. — *La cérébration et la musculation sont en raison directe (Loi de l'association des idées — représentations et mouvements).*

CONCLUSION. — Le tic est un acte impulsif. Il s'établit généralement par imitation chez l'enfant ou le dégénéré; il tend à devenir rapidement automatique. Comme tout acte impulsif, il se renforce par lui-même ou par la création d'un autre tic dont il provoque l'établissement par association de représentations psycho-motrices.

Il y a le plus grand intérêt à traiter les tics dès leur première manifestation sous peine de les voir s'installer à demeure et devenir incurables avec l'âge, car le temps est un facteur important; il renforce d'autant plus l'automatisme que la répétition de l'acte impulsif est plus prolongé.

Le traitement des tics doit être psycho-dynamique : il comprend la gymnastique respiratoire par son action spéciale sur les centres nerveux psycho-moteurs et la suggestion, soit à l'état de veille ou de sommeil hypnotique, accompagnée d'une bonne hygiène physique et psychique.

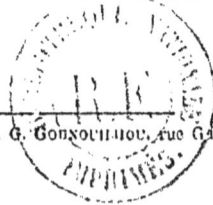

Bordeaux — Imp. G. Gounouilhou, rue Guiraude, 11.

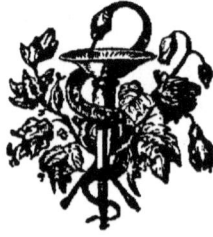

3 7511 00175270 1